DE LA LOCALISATION

DES LÉSIONS

DE LA PHTHISIE

PAR

LE PROFESSEUR FOWLER

Traduit de l'anglais et annoté

Par LE DOCTEUR J. TUSSAU

Avec 13 figures dans le texte.

PARIS

G. RONGIER & Cᵉ, ÉDITEURS

PLACE DE L'ÉCOLE DE MÉDECINE

4, Rue Antoine-Dubois, 4

1889

DE LA LOCALISATION

DES

LÉSIONS DE LA PHTHISIE

DE LA LOCALISATION

DES LÉSIONS

DE LA PHTHISIE

PAR

Le Professeur FOWLER

Traduit de l'anglais et annoté

Par Le Docteur J. TUSSAU

Avec 13 figures dans le texte.

PARIS

G. RONGIER & Cⁱᵉ, ÉDITEURS

PLACE DE L'ÉCOLE DE MÉDECINE

4, Rue Antoine-Dubois, 4

1889

PRÉFACE DU TRADUCTEUR

—————

Nous avons cru devoir attirer l'attention des praticiens français sur cette œuvre étrangère et leur faciliter la compréhension du travail du Docteur FOWLER pour des raisons multiples.

Cet opuscule d'apparence modeste exprime des idées originales et fécondes. Il repose l'esprit du lecteur de la rencontre du bacille de KOCH, rencontre aujourd'hui si accaparante dans la littérature de la tuberculose. Bien que s'adressant à tous, ce travail paraît devoir être goûté surtout des cliniciens et particulièrement de ceux qui ne peuvent pas tous les jours faire des recherches au microscope sur la présence du bacille dans les crachats par exemple, ou s'occuper de culture microbienne. Les observations de FOWLER s'appuient sur de longues études cliniques accompagnées constamment du contrôle de l'autopsie. Puis, par l'induction si chère aux hommes de science de son pays, il aboutit à la notion d'une sorte de *loi* dans l'évolution de la tuberculose pulmonaire envisagée au point de vue de la marche de ses lésions. En un mot, cet opuscule guide avec méthode en l'éclairant l'investigation clinique et lui ouvre pour l'examen des phthisiques des horizons nouveaux.

Nous croyons devoir prévenir le lecteur que les annotations situées çà et là au-dessous du texte ont été ajoutées au cours de la traduction. La responsabilité en échappe donc à l'auteur du livre.

Dᴿ TUSSAU.

DE LA LOCALISATION

DES

LÉSIONS DE LA PHTHISIE

Historique. — Lorsqu'on examine la littérature de la phthisie pulmonaire on s'aperçoit du peu d'attention portée par la plupart des écrivains à la situation exacte des lésions dans le parenchyme de poumons ainsi qu'à leur siège par rapport à la cage thoracique (1). Chacun, pour ainsi dire, possède une description personnelle lorsqu'il s'agit de représenter la lésion du début comme occupant la situation du sommet. Tous s'accordent à reconnaître qu'aux périodes avancées de la phthisie la base n'est que rarement atteinte et cependant à peine fait-on mention du mode suivant lequel l'affection progresse entre ces deux limites ou de l'ordre dans lequel les différentes régions de chaque lobe sont frappées.

La seule allusion à ce côté de la question qu'il m'a été pos-

1. La phthisie fut sans doute très anciennement connue et décrite puisque ARÉTÉE, que l'on s'accorde à faire vivre au temps de NÉRON, a fourni un exposé magistral des grandes lignes de cette maladie. Mais depuis LAENNEC jusqu'à CHARCOT l'esprit des auteurs a été accaparé en grande partie par la querelle sur l'unicité ou la dualité des phthisies. Pendant cette importante période on a disserté plutôt sur le tubercule pris à part que sur le poumon tuberculeux. La symptomatologie a gagné fort peu.

Depuis que la découverte de KOCH est entrée en scène, la clinique semble à nouveau éclipsée. M. FOWLER paraît avoir assisté avec un calme tout britannique à la naissance scientifique du bacille et dans le travail qu'on va lire il s'efforce surtout d'apporter à la science le fruit de l'observation, non pas dans ce que celle-ci a d'hypothétique ou d'incertain, mais dans ses résultats accessibles à tout praticien et visibles à l'œil nu.

sible de trouver dans les œuvres de LAENNEC est ainsi conçue (a) :

« Les tubercules sont presque toujours développés en premier lieu au sommet des lobes supérieurs et particulièrement au sommet du poumon droit (2). C'est pour cette raison que c'est au sommet droit que l'on rencontre fréquemment de vastes cavernes tuberculeuses. Il n'est pas très rare d'en trouver de pareilles au sommet de l'un des deux poumons alors que tout le reste des poumons est complètement sain et ne présente pas trace de tuberculose. Mais dans de tels cas aussi le patient n'a fort souvent présenté aucun signe de phthisie pulmonaire ou s'il en présente, n'en a offert que de très douteux et a succombé à une affection autre que la phthisie. Il est plus commun de rencontrer avec une excavation un certain nombre de tubercules assez avancés dans leur envahissement des sommets du poumon. Dans ces cas les poumons continuent à laisser percevoir le murmure vésiculaire sur le reste de leur étendue et paraissent indemnes d'ailleurs, bien que farcis d'une quantité innombrable de très petits tubercules demi-transparents dont quelques-uns à peine portent le point jaune central. Il est évident que ces tubercules miliaires sont le résultat d'une seconde poussée tuberculeuse et que cette poussée est de date plus récente que celle qui a donné lieu à l'excavation. Les résultats de la dissection, comparés à ceux de l'observation sur le vivant, m'ont convaincu que cette seconde poussée commence à se faire au moment où les premiers tubercules formés commencent à se ramollir. On rencontre fréquemment dans un même poumon des preuves évidentes pour attester deux ou trois éruptions tuberculeuses. Et l'on peut alors presque toujours remar-

---

2. Il faut se reporter à la seconde édition du *Traité de l'Auscultation Médiate* de LAENNEC pour rencontrer cette citation. Car dans la première édition publiée en 1819 on chercherait vainement ce passage. Or cette seconde édition qui date de 1826 parut un an après l'ouvrage de LOUIS (*Recherches anatomo-pathologiques sur la phthisie*, 1825).

Ce fait amène à penser que probablement ce fut la formule de la première loi de LOUIS à savoir :

« Les tubercules siègent primitivement au sommet des poumons et ils y sont toujours plus anciens qu'à la base.

Ce fut cette première loi, disonsnous, qui par son caractère affirmatif a fixé l'attention du grand observateur LAENNEC sur notre sujet et lui a fait ajouter les lignes citées plus haut mais provenant de sa seconde édition seulement.

a. *Traité de l'Auscultation Médiate.* » Trans. Éd. Herbert 1846

quer que l'éruption primitive qui occupe le sommet du poumon est proche déjà de la période d'excavation. On peut en outre se rendre compte de ce fait que la seconde éclosion tuberculeuse située à la périphérie de la première et de préférence au-dessous de celle-ci est composée de tubercules déjà jaunes, du moins pour le plus grand nombre d'entre eux et l'on peut voir aussi que ces tubercules de seconde formation sont généralement de plus petite dimension que les premiers. Quant à la troisième éruption elle est formée de tubercules miliaires crus présentant quelques points jaunes à leur centre et occupe une zone encore plus inférieure que la deuxième. Finalement on peut trouver à la base du poumon et au voisinage de son bord inférieur une dernière éruption de tubercules miliaires entièrement transparents. Quelques-uns de ceux-ci peuvent aussi se rencontrer dans les intervalles laissés çà et là par les éruptions précédentes. Les exceptions à ce mode de développement sont rares. Les cavernes du début de la phthisie se rencontrent très rarement au centre et à la base des poumons. En général le poumon gauche est moins affecté que le droit (3). »

3. M. FOWLER ne se prononce dans son travail ni pour le côté gauche, ni pour le côté droit comme siège le plus fréquent dans la localisation primitive du sommet. L'auteur paraît donc en communion d'idée avec MM. HÉRARD et CORNIL qui n'admettent pas de siège de prédilection à la lésion tuberculeuse primitive lorsqu'il s'agit du côté droit ou du côté gauche. Si LAENNEC opinait pour la lésion plus fréquente au sommet droit au début on sait qu'ANDRAL répliquait : « Les tubercules se trouvent en plus grand nombre et par conséquent ont plus souvent leur siège primitif dans le poumon gauche que dans le droit ». PIDOUX pourtant revient à l'opinion de LAENNEC, etc..... Nous profiterons de ce désaccord pour relater une appréciation qui nous est personnelle. Les lésions tuberculeuses du début nous ont paru affecter plus couramment le sommet du poumon droit chez la femme et celui du poumon gauche chez l'homme. Dans une statistique de trente-deux cas de tuberculose ne dépassant pas le second degré et dont les éléments étaient collectionnés à un point de vue différent de celui qui nous occupe, les observations se répartissaient ainsi :

Sommet gauche 23 h. 12 fem. 11
— droit 7 h. 1 fe. 6

Les deux autres cas présentaient des lésions bilatérales à développement à peu près parallèle. Ces deux derniers cas appartenaient encore au sexe féminin. Comme explication anatomo-physiologique de ce fait on peut rappeler que chez la femme la respiration est celle du type costal supérieur. On peut donc admettre en partant de là que les bronches supérieures offrent une porte d'entrée très large à l'inhalation infectieuse. Or la bronche droite est le plus court chemin du dehors au poumon. Elle est plus courte et plus large que sa congénère. Elle offre donc le maximum de facilité d'inhalation et d'absorption septique au poumon droit car on sait d'après les expériences de TAPPEINER que l'in-

Louis (b) à ce même sujet s'exprime ainsi qu'il suit :

« Les tubercules sont presque toujours plus nombreux, plus gros et plus avancés dans leur développement au sommet qu'à la base des poumons. Parmi les cas analysés dans cet ouvrage : cent vingt-trois se classent ainsi ; deux seulement font exception à cette règle. Associées à ces tubercules, apparaissent des productions morbides connues sous le nom de *granulations grises semi-transparentes.*

« Ainsi que pour les tubercules j'ai rencontré ces corps de dimensions plus étendues et en nombre plus considérable au sommet qu'à la base des poumons. Si ce n'est dans les cas où ils s'étaient répandus à travers la masse entière de ces organes je les ai trouvés limités aux sommets. Quand les poumons sont examinés de bas en haut on rencontre communément par ordre régulier les granulations grises semi-transparentes, les granulations d'aspect opalin avec une teinte jaune à leur intérieur et enfin les granulations d'un blanc jaunâtre répandues à travers la totalité de leur parenchyme. Il s'agit alors de poumons complètement tuberculeux. Ces dernières granulations constituent généralement la seule variété trouvée aux sommets. »

Les statistiques des ouvrages de BAYLE, ANDRAL, PORTAL et autres ne varient pas au fond avec celles que nous venons de citer et n'ajoutent rien à nos connaisssances sur le siège exact des lésions.

WALSHE en décrivant les caractères anatomiques de la phthisie relate :

« Le tubercule jaune, qu'il provienne ou non de la granulation grise semi-transparente ; qu'il soit accumulé en masses isolées ou agglomérées ou bien qu'il infiltre le stroma

---

fection tuberculeuse par inhalation est la plus commune et la plus facile. Or c'est chez la femme seulement en vertu du mode spécial de respiration de cette dernière que la bronche droite jouit de la propriété d'être la porte d'entrée la plus directe de la tuberculose. D'ailleurs nous reconnaissons,

que, à côté de l'interprétation du fait que nous avons énoncé, pour établir la certitude du fait lui-même il faudrait des statistiques beaucoup plus élevées en chiffre que celles dont nous pouvons disposer.

b. *Recherches sur la phthisie.*

pulmonaire, affecte une préférence spéciale pour le sommet du lobe supérieur ; aussi bien lorsqu'il s'étend de là plus bas d'une façon uniforme que lorsqu'il respecte des îlots de parenchyme pulmonaire à différents niveaux dans son trajet vers la base.

« Les exceptions à ce mode topographique de développement (d'après lesquelles le diagnostic de l'affection est si souvent modifié) sont infiniment rares dans la tuberculisation chronique. La base du poumon servant de point de départ au développement tuberculeux n'excède pas, cela a été calculé, une fois sur soixante ou quatre-vingts cas. Le processus de ramollissement, comme le dépôt tuberculeux du début commence au sommet du poumon et s'étend de haut en bas (4). »

C'est au Dr WILLIAM EWART (5) que revient le mérite d'avoir le premier attiré l'attention sur la « remarquable prédisposition au mal » de la région dorso-axillaire et « aussi à sa prédisposition plus grande encore à l'excavation ». A l'examen

---

4. Comme le constate M. FOWLER, les auteurs se contentent de mentionner la localisation du début au sommet et glissent sur la marche plus avancée des lésions. On peut rencontrer pourtant à l'article Phthisie chronique (Dict. de JACCOUD), émanant de la plume autorisée de M. HANOT, une des rares allusions à la marche générale des lésions de la phthisie au-delà de la localisation du début. Cet auteur s'exprime ainsi : « les tubercules continuent à envahir successivement de haut en bas tout le reste de l'organe et à subir dans chaque stratification se succédant plus ou moins lentement la série des transformations caséeuses ». La marche des lésions n'est pourtant pas tout à fait aussi simple. Elle ne se fait pas rigoureusement de haut en bas par étapes régulièrement descendantes, sans quoi le processus tuberculeux eût trouvé dans une courte phrase l'énoncé facile de son évolution. La trajectoire, pour employer l'expression de M. FOWLER, des lésions de la phthisie serait très simple et très simples aussi seraient les déductions à tirer de cette marche régulièrement descendante. Mais au contraire, après avoir laissé indemnes de larges zones de tissu pulmonaire, le processus de granulation et de ramollissement gagne successivement des points presque constants que l'auteur va étudier dans leur siège et dans leur ordre d'envahissement.

5. M. le Professeur FOWLER a eu l'obligeance de nous communiquer la leçon du Dr EWART dont le tableau d'ensemble nous paraît intéressant à faire connaître en France.

Fréquence par région, des cavernes chez 304 sujets phthisiques examinés.

Cavernes des sommets. . . 282
Cavernes de la région dorso-axillaire, ... 227
Cavernes de la région mammaire 189
Cavernes de la rég. sternale 61
Cavernes de la base 32

de 304 poumons il rencontre 227 fois des cavernes dans cette région (c). Il dit : « Je doute que les observations cliniques faites jusqu'à ce jour aient conduit à une évaluation aussi importante sur la fréquence de cette lésion.

« La connaissance de ce fait pathologique ne peut manquer de provoquer des explorations cliniques plus minutieuses pour une région si exposée à la maladie et de donner un appui à cette conclusion que le diagnostic doit résulter des méthodes physiques d'exploration. »

La valeur des observations du Dr EWART est quelque peu diminuée en raison de ce que cette étude se rapporte aux régions de la cage thoracique, au lieu des lobes du poumon comme base de classification des cavernes envisagées dans leur siège.

Le passage ci-dessous est tiré de l'ouvrage d'un écrivain de date plus récente encore, le Dr HILTON FAGGE, mort récemment (d) :

« Je dois insister sur un point connu depuis longtemps des médecins et des pathologistes, à savoir, que les régions supérieures des poumons sont presque invariablement frappées par la phthisie, quelle que soit sa forme, avant les régions inférieures ; et que dans tous les cas, à part quelques rares exceptions, l'affection s'étend de haut en bas du sommet à la base et souvent avec une régularité presque parfaite.

« Je ne dois pas omettre de dire que la règle générale de prédisposition de la part du sommet est d'ailleurs exposée à quelques exceptions.

« Dans certains cas les tubercules apparaissent un peu plus bas laissant quelques pouces (e) de tissu sain en haut du sommet du lobe supérieur.

« Mais quelquefois le milieu de l'organe est affecté d'emblée, voire même le lobe inférieur dont l'angle supérieur est en vérité souvent le siège d'une vomique dans les cas ordinaires de la phthisie.

« Mais je crois qu'il n'arrive jamais que le processus tuber-

---

c. *Gulstonian, Lectures,* 1882. on *Pulmonary Caritus. Their Origin Growth and Repair.*

d. *Théorie et pratique de la médecine.*

e. *Principles and Pratice of Médicine,* vol. I, p. 947.

culeux s'étende de bas en haut, partant de la base d'un poumon par exemple pour se diriger vers le lobe supérieur et dans
son épaisseur. Et il est certain que ce qui a quelquefois été
appelé « *la phthisie de la base* » est une affection distincte décrite d'ailleurs sous le nom de *pneumonie chronique.* »

On peut dire, je crois, en toute liberté que jusqu'à ces
derniers temps nos connaissances sur la marche de la phthisie
pulmonaire ont été bornées à ce fait que *le processus de ramollissement comme aussi celui d'apparition tuberculeuse du début
commence au sommet et s'étend de haut en bas* (f). »

But de ce travail.—Je n'ai nulle part rencontré cette asser-
tion établissant *que l'affection dans son développement à l'intérieur du parenchyme pulmonaire et dans la majorité des cas suit
une trajectoire spéciale, trajectoire dont elle ne dévie que par
l'introduction de quelque élément perturbateur.*
Maintenant ce fait, si fait il y a, est d'une grande importance
en ce sens qu'il tend à augmenter la précision et la certitude
des renseignements que l'on peut tirer d'un examen de la poitrine. Si l'observateur est prêt à trouver des lésions n'importe
où et (exception faite du sommet) à n'attacher aucune importance spéciale lorsqu'il rencontre ces lésions sur tel point
plutôt que sur tel autre, la notion qui pour lui résulterait ainsi
des faits présents ou son habileté à prévoir ceux de l'avenir de
la maladie pourrait être bien imparfaite ; elle pourrait différer
de beaucoup de la connaissance précise que l'on obtiendrait en
commençant l'examen avec une idée nette, en sachant non seulement le trajet déterminé que le mal suit *par une sorte de loi*
dans sa marche, mais encore la voie que probablement il va se
mettre à prendre. On pourrait donc faire porter les recherches
d'abord sur le sommet pour déterminer les différents sièges
d'élection des lésions au début ; trouvant jusqu'à l'évidence que
l'affection se tient là, on pourrait suivre pas à pas sa marche
normale dans le lobe supérieur, et on jugerait de son extension
en observant jusqu'au point le plus éloigné de son trajet.
Alors passant au lobe inférieur avec la notion du point qui
probablement doit être le premier attaqué et des directions

---

f. Walshe. *op. cit.*, p. 415.

suivant lesquelles l'affection évolue dans cette région du poumon on pourrait déterminer la présence et la quantité de l'infiltration.

L'examen ainsi parachevé on pourrait concevoir, sur l'étude de la masse pulmonaire envahie, un tableau mental aussi clair que si les organes avaient été étalés sous les yeux.

D'un autre côté, on pourrait s'apercevoir si l'affection n'a pas suivi sa trajectoire ordinaire et si, alors que la masse de poumon envahie était encore très restreinte, une portion, d'ordinaire affectée à la période ultime seulement, ne laisserait pas percevoir des signes précoces d'infiltration. Ceci nous arrêterait à la recherche de quelque agent perturbateur, tel qu'une poussée antérieure de pleurésie, qui, en diminuant la force de résistance d'une portion du poumon aurait laissé se produire un tel dérangement dans la marche normale des événements.

Cette observation pourrait, en outre, nous amener à savoir, ce qui est bien plus important, que l'affection n'appartient pas à un type subaigu ou chronique. Or on en est encore à trouver décrit le développement progressif des lésions de ce type. On enfin il pourra s'élever ce problème : l'affection est-elle ou non de nature tuberculeuse ? En ce cas la probabilité qu'elle le soit est bien accrue si les lésions se rencontrent au siège de prédilection du tubercule.

Je m'efforcerai de démontrer que ce n'est pas futile que d'exposer les connaissances précises que l'on peut tirer d'un examen de la poitrine dans la phthisie en montrant l'exactitude de mes assertions quand je dis que cette maladie suit une *trajectoire* définie. Je sais bien, cela va de soi, que des lésions étendues peuvent exister sans que rien décèle leur présence, mais ce fait ne dit rien par lui-même, tandis que nous nous occupons seulement des cas dans lesquels on peut rencontrer des signes physiques.

J'ai été amené à ces déductions comme à une résultante d'une expérience considérable dans la salle d'autopsie de *Midlesex Hospitale*.

Ainsi que pour beaucoup d'autres vérités ces déductions ne peuvent être appréciées que l'orsqu'on les a recherchées dans un certain sens. Il peut donc être utile de décrire le mode d'examen des poumons que j'ai adopté.

Examen des poumons. — Selon les préceptes de VIR-CHOW (g), les sections doivent être faites suivant des lignes constantes ; la première étalant le plus de surface possible, et les autres du même lobe, parallèles à celle-ci, de sorte que l'organe après cet examen se présente sous l'aspect des feuilles d'un livre.

Pour examiner le poumon gauche, placez-le sur une table, le sommet en bas et la base en regard de vous. S'il n'existe pas d'adhérences interlobaires, ou s'il en existe de telles qu'il soit aisé de les rompre en tenant la lame du couteau parallèle à la table, faites une section s'enfonçant dans l'épaisseur du lobe supérieur au niveau de la moitié de la profondeur du sillon interlobaire, en commençant immédiatement au-dessous du sommet pour aller de là longer le bord postérieur et gagner le sillon. La section doit être arrêtée avant que les deux parts soient entièrement séparées. Ce *feuillet* sera alors rabattu et la totalité du lobe supérieur ainsi étalée.

La première section dans le parenchyme du lobe inférieur se fait le long de la proéminence du bord postérieur à travers l'épaisseur de la base en continuant ainsi jusqu'auprès du sillon, en s'arrêtant toutefois avant la séparation complète des deux tranches.

Si les adhérences interlobaires ne permettent pas l'écartement des lobes sans déchirer leur tissu, on fait en ce cas une section unique longitudinale du sommet à la base en longeant le bord postérieur et en s'enfonçant dans l'organe jusque vers son bord antérieur.

Pour l'examen du poumon droit, placez-le sur la table la base en bas et le sommet en regard de vous. S'il existe des adhérences interlobaires on se comporte vis-à-vis d'elles comme il a été dit plus haut ; puis on enfonce la pointe du couteau à l'extrémité inférieure et antérieure du lobe supérieur et l'on

---

g. *Handbook of Post Mortem Examinations.*

fait une incision jusqu'au niveau indiqué précédemment en se
dirigeant en haut et en dehors vers le sommet et le bord antérieur. Le lobe moyen est séparément incisé de bas en haut.
L'incision dans le lobe inférieur en partant du bord antérieur
de la base s'enfoncera à travers cette région et longera la portion saillante du bord postérieur en s'arrêtant près du sillon,
de telle sorte que la section soit incomplète.

Si les adhérences interlobaires ne peuvent être aisément
rompues, on fera une section unique comme pour le poumon
gauche, mais de la base au sommet, c'est-à-dire en sens inverse
de ce qui se fait pour l'autre (6).

J'estime que pour tout observateur qui se fera une règle
d'examiner les poumons d'après cette méthode, il n'y aura aucune
difficulté à se rendre compte de la disposition des lésions que
nous allons décrire. Si au contraire on fait des incisions en
grand nombre et en directions irrégulières et si on n'adopte
aucun plan précis pour l'examen de chaque lobe séparément,
il sera facile de perdre les traces de la gradation dans l'évolution de la maladie.

Rapports des poumons. — Comme il est rare de rencontrer quelqu'un qui, pour n'avoir pas eu de motif d'étudier
le sujet d'une façon particulière, soit familiarisé avec les rapports exacts des différents lobes des poumons par rapport à la cage thoracique, et comme une telle notion est absolument nécessaire à l'effet de suivre l'extension des lésions
d'un point à un autre, je ne m'excuserai point d'introduire ici
quelques détails anatomiques succincts.

Le sommet de chaque poumon déborde d'un pouce et demi
la clavicule correspondante.

Du côté gauche presque toute la face antérieure de la poitrine est représentée par le lobe supérieur. Seule l'extrémité
antérieure du lobe inférieur est apparente en avant.

A droite la face antérieure de la poitrine, du haut jusqu'au

---

6. Nous croyons que l'auteur a
tort d'omettre les incisions cruci-
les, tombant à angle droit sur les
incisions verticales, et si bien faites
pour donner la notion exacte des
noyaux d'induration, ou l'étendue
transversale d'une caverne et éta-
ler celle-ci sous les yeux.

quatrième espace intercostal est occupée par le lobe supérieur.
Au-dessous on ne rencontre plus jusqu'en bas que le lobe
moyen à l'exception d'une petite zone analogue à celle du
côté opposé où se trouve le lobe inférieur.

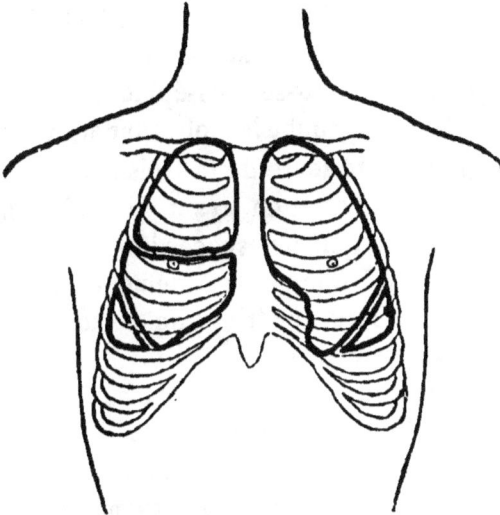

FIG. 1. — Rapports des lobes des poumons avec la paroi thoracique antérieure.

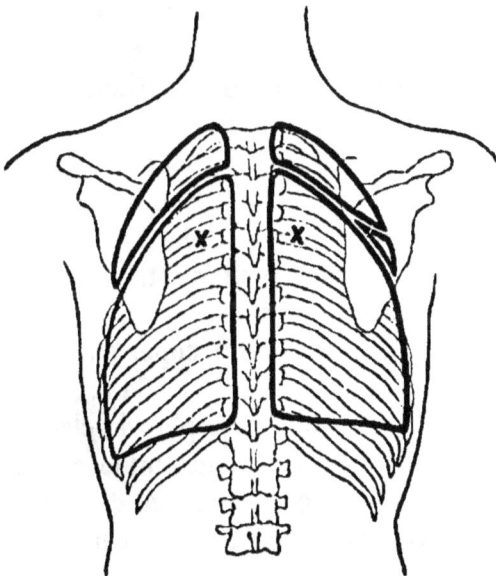

FIG. 2. — Rapports des lobes avec la paroi thoracique postérieure.
La X désigne le siège habituel de l'infiltration des lobes inférieurs
au début.

N. B. — Le sommet du lobe inférieur droit est d'ordinaire un peu plus
haut que celui de gauche.

En outre le point qui est surtout important à noter est : que les lobes supérieurs arrivent jusqu'à la troisième épine dorsale, le droit étant pourtant d'ordinaire un peu plus élevé que le gauche.

Ils occupent donc ainsi presque tout le haut de la surface postérieure de la poitrine à l'exception de cette région qui correspond à peu près aux fosses sus-épineuses.

Le sillon qui sépare à gauche les lobes supérieur et inférieur, partant de la région postérieure de la troisième épine dorsale, s'étend obliquement en bas et en avant. Il croise chemin faisant les quatrième et cinquième espaces intercostaux ; passe en dehors de l'omoplate et franchit la sixième côte ; puis à l'aisselle, où il atteint le bord supérieur de cette côte il correspond à la ligne mamelonnaire.

Du côté droit le sillon se termine à la huitième côte et va jusqu'en dehors de la ligne mamelonnaire. Un second sillon situé sous l'omoplate part du bord interne du sillon précédent et se dirige en dehors en suivant le quatrième espace. Il forme ainsi par sa jonction avec le grand sillon la zone du lobe moyen.

Les délimitations ci-dessus sont approximativement exactes dans la majorité des cas, mais les rapports précis des différents lobes et sillons peuvent varier un peu suivant les sujets. Les anomalies que j'ai rencontrées le plus souvent pour le rapport des lobes, avec la paroi thoracique sont les suivantes :

1° Une portion considérable de la face antérieure du thorax peut se trouver en contact avec les lobes inférieurs.

2° Le lobe droit médian peut se trouver placé plus en arrière qu'il n'a été indiqué plus haut.

3° Les lobes inférieurs peuvent occuper en arrière une superficie beaucoup moins grande que dans la règle établie.

Dans le schéma, à l'effet d'obtenir plus de clarté, la ligne de démarcation des lobes a été complètement fermée et dans la figure 1 les lobes supérieurs sont écartés en dessous du sternum dans une proportion plus grande que cela n'a lieu en réalité.

Je me propose maintenant de décrire avec détail le siège exact occupé par les lésions primitives et secondaires dans les différents lobes pulmonaires.

Siège des lésions du lobe supérieur. — Le point le

plus élevé des sommets pulmonaires n'est pas souvent, d'après mon expérience, le siège de la lésion du début. Celle-ci occupe d'habitude l'une des positions indiquées aux schémas ci-joints (figures 3 et 4) (7).

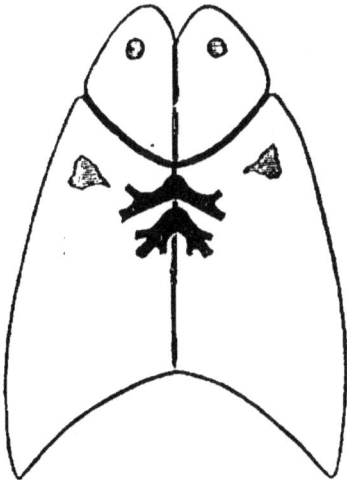

FIG. 3. — Schéma d'une coupe verticale et médiane d'un poumon, avec écartement des tranches. On voit les sièges d'infiltration de la phthisie au début et aussi le siège de l'infiltration primitive du lobe inférieur.

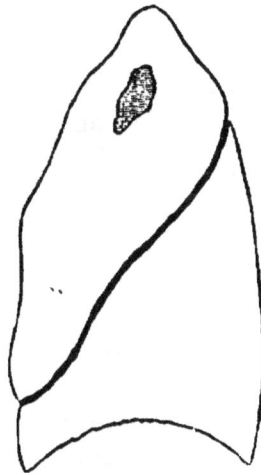

FIG. 4. — Schéma du poumon gauche vu à sa face externe. On voit le siège accidentel d'une lésion primitive au sommet.

7. Cette observation est très importante en ce sens qu'elle peut donner la clef de la pathogénèse de la localisation tuberculeuse au début. En effet, bien des hypothèses ont été émises pour expliquer l'affinité de la tuberculose et des sommets. D'ingénieuses théories ont été formulées et entre autres celle de PÉTER qui explique en ce sens cette pathogénie : l'air que l'on expire étant plus froid que l'air inspiré tend à descendre plutôt qu'à monter dans les utricules des subdivisions élevées. Au sommet l'air peu en mouvement reste donc chargé d'acide carbonique et nourrit bien moins les alvéoles à cet endroit. Si cette raison était prépondérante il est évident que ce seraient les points culminants extrêmes du sommet qui seraient de préférence envahis. Tandis que c'est davantage en se rapprochant de l'émergence des gros troncs bronchiques et vasculaires, que c'est vers le grand confluent lymphatique, là où les alvéoles commencent à être en contact avec les réservoirs lymphatiques (ganglions et vaisseaux lymphatiques de premier ordre) c'est là que commence le processus ulcératif. Si l'élément inertie respiratoire relative fait du sommet une partie spécialement prédisposée il n'est pas le facteur capital dans cette pathogénie, car ce n'est pas le point le plus inerte qui est le premier envahi.

Le même raisonnement peut s'appliquer à la théorie de PIDOUX qui admet que les organes ou les parties d'organe les premiers formés chez l'embryon sont les plus sujets à la maladie. Les points culminants extrêmes les premiers formés devraient être les premiers lésés.

Dans ces deux positions la plus commune de beaucoup est à un pouce ou bien un pouce et demi au-dessous du sommet du poumon et plutôt plus proche de la face et du bord postérieur et externe. De là les lésions ont de la tendance à s'étendre pendant les premiers temps en arrière, peut-être par une sorte d'absorption du virus pendant que le malade est couché (8).

Le trajet de l'extension du mal explique ce fait qu'un examen de la fosse sus-épineuse donnera souvent des signes d'évidence absolue de la présence de la maladie lorsque les signes physiques à la face antérieure de la poitrine auront laissé le clinicien dans le doute.

Voilà qui prouve que les lésions sont, dans la majorité des cas, plus avancées à ce niveau que vers la face antérieure de la poitrine. *C'est pourquoi l'investigation à cet endroit du poumon est d'une telle importance qu'elle ne devrait jamais être omise.*

Parties de ce foyer primitif qui, à la face antérieure correspond, soit à la fosse sus-claviculaire, soit à un noyau placé immédiatement au-dessous du centre de la clavicule, les lésions s'étendent souvent d'abord de haut en bas le long de la face antérieure du lobe supérieur et à environ 3/4 de pouce en dedans de son bord externe. Elles se sont la plupart du temps avancées sous forme de nodules disséminés, séparés les uns des autres d'un pouce environ, quelquefois plus, de tissu sain. Si donc la maladie semble limitée au lobe supérieur, une exploration sera faite avec soin le long d'une ligne qui descendrait à un pouce et demi en dedans en partant du bord externe pour fran-

---

8. Cette hypothèse de l'imbibition pendant le décubitus dorsal paraît acceptable. Ne peut-on pas admettre que c'est encore par imbibition que se produit la carie tuberculeuse locale systématique des os sous-jacents! M. FOWLER nous dit que le lobe supérieur s'arrête en arrière à la 3me vertèbre dorsale. Or ce sont précisément les première, deuxième et troisième côtes à leur extrémité postérieure en même temps que les parties latérales des vertèbres correspondantes qui sont si souvent le point de départ de ces abcès tubercu-

leux qui vont plus bas faire un relief oblong dans les gouttières vertébrales et qui ont été décrits minutieusement par CRUVEILHIER (*A* *Path.*, T. IV, p. 579). D'autre part cette hypothèse est d'autant plus admissible qu'elle est d'accord avec le principe de CONHEIM qui établit qu' « un produit tuberculeux prend naissance partout où le virus tuberculeux pénètre et séjourne un certain temps » (*La tuberculose considérée au point de vue de la doctrine de l'infection.* Thèse de MUSGRAVE, 1882).

chir les premiers seconds et troisièmes espaces intercostaux.

Il n'est pas extraordinaire de trouver dans ces noyaux tuberculeux disséminés la seule trace de l'affection qui se puisse découvrir à l'examen de la région antérieure du thorax, quand en arrière on rencontre une caverne développée à un point tel que les deux feuillets de la plèvre sont sur le point d'être réunis par des adhérences. C'est là une raison de plus de faire un examen minutieux de la fosse sus-épineuse.

Le siège que l'on rencontre en second lieu, et un peu moins souvent par conséquent pour le début de la phthisie au sommet se voit à la figure 4. Il correspond par rapport au thorax aux premiers et seconds espaces intercostaux, au-dessous du 1/3 externe de la clavicule. La ligne d'extension du processus tuberculeux se poursuit alors d'ordinaire de haut en bas de sorte qu'au bout d'un certain temps une zone ovalaire du poumon est envahie. Elle occupe à la région externe du lobe supérieur, les points précisés plus haut. Il m'a semblé, mais à ce sujet je ne me prononce qu'avec réserve, il m'a semblé dis-je que l'évolution de l'affection est plus rapide lorsque la lésion est là.

Les lésions des périodes avancées, les cavernes sont plus tard formées par la fusion et le développement de ces foyers primitifs (9), mais ce côté de la question a été si complètement traité par le D' EWART dans des leçons déjà publiées, qu'il est inutile d'insister sur leurs proportions exactes.

Les nodules disséminés à la surface antérieure du poumon se fusionnent souvent, puis se creusent formant ainsi une grande cavité sinueuse qui peut s'étendre jusqu'au bord antérieur et inférieur du lobe supérieur. En arrière où ainsi que je l'ai déjà établi, les signes de l'excavation sont d'ordinaire plus nets, l'augmentation d'étendue dans l'envahissement de la lésion est généralement arrêtée au point où la plèvre se réfléchit dans le sillon interlobaire (10).

---

9. Nodules erratiques de CORNIL et HANOT.

10. On conçoit aisément que dans un tel cas si le processus ulcératif va jusqu'à l'ouverture de la plèvre il se fasse plutôt une communication avec la cavité pleurale, un pneumothorax, qu'une contre-ouverture du second feuillet réfléchi à moins qu'il ait existé au préalable une pleurésie interlobaire avec adhérences et sondant les deux feuillets ou bien un espace circonscrit par des adhérences (pleurésie enkystée de GRANCHER).

Cette observation faite par le D' EWART était appelée
à ne pas être considérée comme une loi. Néanmoins les
cavernes passant du lobe supérieur au lobe inférieur n'ont été
trouvées que cinq fois sur une série de 152 cas de phthisie sui-
vis d'autopsie.

Siège des lésions du lobe moyen. — Le lobe moyen du
poumon droit qui est considéré par AEBY (cet auteur s'appuie
sur la disposition des bronches) comme l'homologue du lobe
supérieur gauche, est rarement le siège d'une lésion tuberculeuse primitive. Il n'est d'après mes observations les plus
reculées, presque invariablement atteint qu'après le lobe supérieur du côté correspondant et d'habitude à une période plutôt
avancée de la maladie, alors que la plupart du temps celle-ci se
répand sur tous les points du poumon.

La lésion la plus communément rencontrée de ce lobe est un
noyau de pneumonie tuberculeuse, grossièrement granuleuse
souvent de large dimension, en voie de caséification à sa périphérie et présentant une zone de ramollissement au centre.

Siège des lésions du lobe inférieur. — Le lobe inférieur
du poumon qui a été atteint le premier est d'ordinaire *affecté à
une période très précoce du mal et souvent avant qu'il y ait eu
infiltration généralisée, ou destruction du lobe supérieur du
même côté. Enfin c'est pour ainsi dire une règle que ce lobe inférieur soit atteint avant le sommet du côté opposé.*

Pour étudier le siège de l'infiltration secondaire du lobe inférieur, il faut se reporter aux fig. 2 et 3. Le siège de cette
infiltration se trouve à environ un pouce ou un pouce et demi
au-dessous de l'extrémité supérieure et postérieure du sommet
du lobe inférieur et à peu près à la même distance de son bord
postérieur. Dans quelques cas cependant j'ai trouvé ces lésions moins éloignées du sommet et quelquefois au sommet
même du lobe.

Ce siège correspond, à peu près par rapport à la cage thoracique, à un point indiqué (figure 2) en regard de la cinquième
épine dorsale à égale distance du bord interne de l'omoplate
et de la crête épineuse de la colonne vertébrale.

L'infiltration du lobe inférieur à ce niveau, vers une période
avancée de la phthisie, est un des phénomènes les plus constants

de l'anatomie pathologique de cette affection. La constatation de cette lésion à ce siège précis est une question de très grande importance clinique. En effet, l'existence d'une lésion à cet endroit du lobe inférieur coïncidant avec des signes physiques au sommet constitue, selon mon expérience, une preuve presque positive de la présence de la tuberculose pulmonaire.

Puisque, à une période précoce de la phthisie, se produit cette infiltration du lobe inférieur, nous pouvons conclure, à la suite d'observations minutieuses faites pendant plusieurs années, et il nous est permis de dire : que dans la majorité des cas, quand les signes physiques de l'affection sont suffisamment nets au sommet pour permettre d'établir le diagnostic de phthisie, le lobe inférieur est déjà atteint.

On peut admettre que la portion supérieure et postérieure des lobes inférieurs est une région qui dans les poumons ne vient qu'en seconde ligne par rapport au sommet du poumon correspondant au point de vue de la vulnérabilité. Je ne peux pas en conséquence admettre l'affirmation du Dr HILTON FAGGE, que j'ai déjà cité, affirmation ainsi conçue : « Quelquefois le milieu du poumon, ou même le lobe inférieur séparément est pris d'emblée ». HILTON FAGGE n'indique pas à quel point précis de ce lobe la lésion existerait. Or je n'ai pas rencontré un seul cas, soit pendant la vie, soit à la table d'autopsie, dans lequel cette région fut affectée pendant que le sommet du même côté était resté indemne (mais voyez, page 30, lésions croisées).

L'absence de tout symptôme d'infiltration du lobe inférieur n'est pas en réalité une preuve de la nature non tuberculeuse d'une lésion du sommet, puisqu'il est possible dans quelques cas d'arriver à un diagnostic positif sur la présence de la tuberculose pulmonaire avant que le lobe inférieur soit atteint. C'est même alors que l'affection peut être enrayée quand elle est limitée au sommet.

Evolution de la phthisie. — Voici donc un point acquis. Je crois pouvoir dire positivement qu'une observation concernant l'état des poumons, pour une affection du sommet n'est complète, qu'autant qu'elle donne une description nette et séparée de l'état du *sommet postérieur* en désignant ainsi le sommet du lobe inférieur (11). C'est par abréviation qu'on peut adopter cette expression.

J'estime que si l'on accorde une attention spéciale à ce mode d'observer nous entendrons moins souvent parler de *catarrhe du sommet*.

De tels cas sont fréquemment diagnostiqués comme n'étant pas tuberculeux en raison de la discordance des signes subséquents, et ce sont eux qui offrent souvent les exemples d'un

---

11. C'est là une véritable découverte clinique de la part du professeur FOWLER. Jusqu'à présent, seule la localisation du sommet du lobe supérieur jetait du jour dans les symptômes stéthoscopiques. Voici qu'un point bien précisé du lobe inférieur, le *sommet postérieur*, acquiert une importance neuve et devient un précieux auxiliaire au clinicien soucieux de son diagnostic.

Quant à l'importance de la découverte du *sommet postérieur*, M. FOWLER n'en veut pas le mérite pour lui seul. Il est le premier à rappeler le travail du Dr EWART. Or le Dr EWART passait en revue dans son travail cité plus haut, non pas les lobes et les régions des lobes pulmonaires, mais les régions extérieures de la cage thoracique. Il n'avait donc rien précisé de bien clair à propos des poumons eux-mêmes. Dans ce travail, après avoir démontré que les excavations tuberculeuses ont de la tendance à se creuser dans un endroit pauvre en tissu spongieux, mais riche en vaisseaux et en troncs aériens ainsi qu'en glandes lymphatiques et aussi dans un endroit où les forces inspiratrices et expiratrices sont le plus faibles, il désigne donc comme les plus fréquentes les cavernes de la région sus-épineuse ou sous-claviculaire. C'est alors que par une théorie que je crois personnelle à cet auteur il s'explique la fréquence en seconde ligne des cavernes de la région qu'il appelle dorso-axillaire. Cette région correspond au sommet postérieur de M. FOWLER. Le Dr EWART admet que les sécrétions de la caverne du sommet du lobe supérieur entraînées en avant par un effort expiratoire insuffisant retombent dans la bronche du lobe sous-jacent et là vont se comporter autrement qu'un exsudat de pneumonie catarrhale par exemple. Un exsudat catarrhal pneumonique, dit-il, tomberait dans le lobule et le remplirait tandis que le dépôt infectieux parti de la caverne reste adhérent aux subdivisions de la bronche, aux bronchioles, aux conduits acineux. Il n'est pas très explicite sur ce qui engendre cette différence de marche des deux produits, mais il part de là pour expliquer la néoformation en grappes des cavernes le long des tuyaux bronchiques de subdivision. En tous cas cette explication est conforme aux théories scientifiques ayant cours et particulièrement à la manière de voir de RINDFLEISCH qui admet que c'est l'éperon formé par la bronchiole terminale intralobulaire avec le conduit alvéolaire de l'acinus qui est le point d'arrêt des cellules tuberculeuses venues de plus haut. C'est là que ces cellules subissent les phénomènes de division de leur noyau, de segmentation de leur protoplasma, phénomènes étudiés par STRASBRUGER, GUIGNARD, CORNIL, etc. sous les noms de karyokinèse et karyomitose.

arrêt d'évolution dans la maladie et qui aident à nous expliquer la rencontre facile de lésions tuberculeuses ainsi limitées après la mort.

Dans la description des résultats du traitement (12) soit par changement de climat, soit par des remèdes à la période primitive de la phthisie, il est communément écrit que la maladie était cantonnée au sommet de l'un des poumons et quelquefois des deux.

J'ai devant moi une statistique récente de vingt cas de traitement de la phthisie par le changement de climat. Treize de ces cas, dit-on, étaient limités au sommet. Dans quatre autres les sommets étaient atteints, et dans aucun des vingt cas on ne faisait mention de l'état particulier des lobes inférieurs, si ce n'est lorsqu'on dit que la totalité des poumons est prise.

Les cas dans lesquels les lésions sont confinées aux deux sommets, sans qu'aucun autre point de l'un des deux poumons soit atteint, sont rares selon moi. Je n'ai rencontré que fort peu d'exemples d'une telle localisation pendant la vie, mais récemment j'assistais à l'autopsie d'un sujet qui a succombé à une méningite tuberculeuse et qui était porteur d'une tuberculose pulmonaire récente : les sommets des deux poumons portaient des lésions tuberculeuses anciennes, tandis que les lobes inférieurs avaient jusque-là échappé entièrement à l'infiltration. Il était intéressant de considérer les traces de l'arrêt de l'affection à chaque sommet.

On voyait clairement que dans les deux poumons le processus avait été enrayé avant que le lobe inférieur de chaque côté fut envahi. A gauche les lésions étaient de plus ancienne date qu'à droite et le malade avait été évidemment le sujet de deux poussées séparées de tuberculose (h).

Il est assez commun de rencontrer un arrêt d'évolution dans la tuberculose pulmonaire quand un sommet et son lobe infé-

---

12. Il ne faut pas s'étonner de voir citer en première ligne les *descriptions*, les statistiques du traitement de la phthisie par changement de climat. Ce sont chez les auteurs anglais les statistiques les plus riches en chiffres. Les médecins anglais, comme le raconte fort exactement le Dr Léon Petit, dans sa traduction de l'ouvrage de H. Mac-

kenzie (*Le crachat*) ne croient guère au traitement médical de la tuberculose et s'adressent surtout aux moyens hygiéniques (voyages en mer, ascensions, etc.).

h. *J'ai vu depuis un cas très semblable dans lequel la mort survint à la suite d'une tuberculose pulmonaire à forme aiguë.*

rieur correspondant ont été atteints ; mais il arrive très rarement que cette période d'arrêt se produise lorsque les sommets sont pris sans qu'il se produise trace d'infiltration de l'un
ou de l'autre lobe inférieur. L'époque primitive de la maladie
à laquelle le lobe inférieur est envahi est bien marquée dans
les poumons qui présentent d'anciennes lésions du sommet,
lésions qui ont subi une période d'arrêt. La surface lésée n'excède alors pas le volume d'une cerise ou d'une olive, et si le
processus fut tuberculeux on trouvera invariablement un no-
dule de cette importance dans le lobe inférieur.

J'ai en revanche rencontré quelques cas à l'autopsie dans
lesquels il existait au sommet des lésions considérables ne présentant pas trace de tubercule, lorsqu'il y a eu, par exemple, collapsus suivi de bronchectasie, ou lésion résultant d'une ancienne
pleurésie ; alors les lobes inférieurs étaient absolument sains.

La lésion tuberculeuse vraie, une fois établie, tend à s'étendre en arrière vers le bord postérieur du poumon et en même
temps latéralement suivant la ligne du sillon interlobaire, formant ainsi une double nappe d'infiltration en forme de coin
qui circonscrit encore graduellement de nouvelles limites à la
région externe.

Il découle de là que même à une période précoce de la maladie lorsqu'il s'agit de se rendre compte de l'étendue du poumon envahie, on doit examiner le lobe inférieur, non seulement
en face de la cinquième épine dorsale, mais aussi le long de la
trajectoire du sillon interlobaire. Cette ligne est approximativement marquée par le bord vertébral du scapulum quand la
main une fois placée sur l'épine de l'omoplate du côté opposé,
le coude est élevé au niveau de l'épaule (fig. 6) (13).

---

13. Ce procédé est aussi pratique
qu'ingénieux. La ligne de démarcation ainsi indiquée fait généralement un relief très saillant chez
les gens soupçonnés tuberculeux
surtout. Or l'oreille de l'observateur peut glisser au-dessous et le
long de cette ligne et parcourir
ainsi, les yeux étant fermés, avec
une assez parfaite exactitude les
limites supérieures du lobe inférieur. Or on ne doit pas craindre
d'ailleurs de se tenir un peu au-
dessous puisque le siège d'élection
désigné au lobe inférieur est lui-
même un peu au-dessous du sommet de ce lobe. Ce procédé est en
quelque sorte le corollaire du
théorème par lequel M. FOWLER
prétend indispensable la notion
spéciale de l'état dans lequel se
trouve ce qu'il appelle le *sommet
postérieur*, c'est-à-dire la portion
supérieure du lobe inférieur ex-
ploré en arrière.

Le mode d'extension vers la base du poumon ne se fait d'ordinaire pas suivant une ligne d'infiltration serrée, mais suivant des nodules disposés souvent en forme de grappes. A la période ultime d'un cas chronique on trouvera encore à la base du poumon, même le plus anciennement atteint, un peu de tissu sain ou du moins exempt d'infiltration tuberculeuse. Cette intégrité des bases dans les lésions de la phthisie est un fait de plus, et un fait très caractéristique dans l'anatomie pathologique de cette affection.

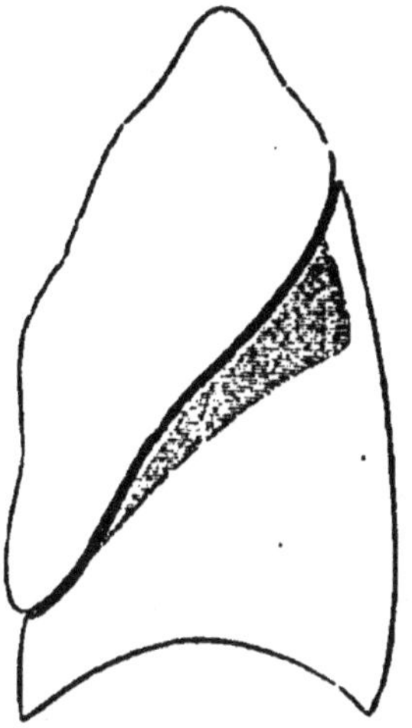

FIG. 5. — Ligne de propagation d'une lésion du lobe inférieur se faisant le long du sillon interlobaire

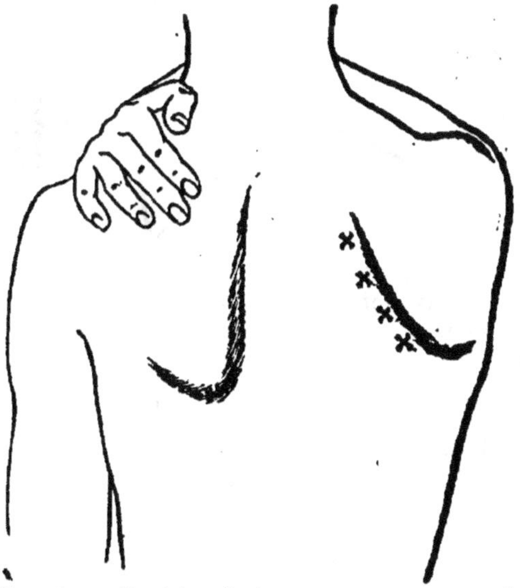

FIG. 6. — Position du bras pour que le bord vertébral de l'omoplate indique (approximativement) la ligne normale d'extension des lésions le long du sillon interlobaire.

Lorsqu'on voudra se rendre compte d'une lésion et savoir s'elle est d'essence probablement tuberculeuse ou non, il est important de chercher si les signes physiques de la maladie dans le lobe inférieur existent sans interruption en arrière du sommet de ce lobe en descendant jusqu'à sa base. S'il en est ainsi, il s'agit d'affection probablement tuberculeuse.

Si la base du lobe inférieur est prise (voir fig. 8) et son sommet indemne, la lésion de la base s'expliquera ainsi: ou bien elle ne sera pas tuberculeuse et due par exemple à un œdème avec collapsus suivi de bronchectasie (14) ou bien à de la pneumonie

---

14. M. le professeur FOWLER en admettant la bronchectasie après | l'œdème du poumon avec collapsus est d'accord avec BARTH qui

catarrhale, à de la pleurésie etc..., ou enfin si elle est réellement tuberculeuse, c'est que la force de la résistance du tissu

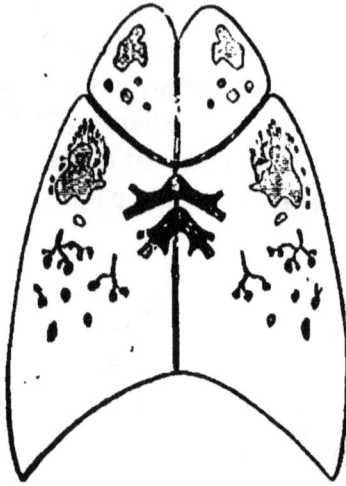

FIG. 7. — Mode d'extension des lésions vers la base du poumon.

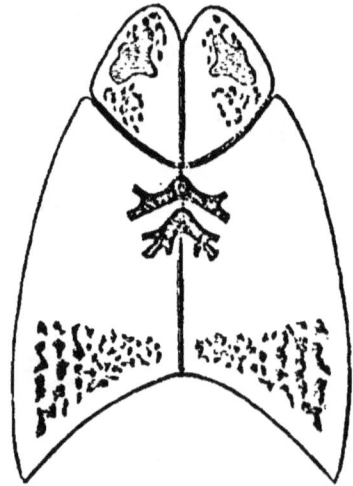

FIG. 8. — Type de disposition des lésions dans un cas de phthisie du sommet avec affection non tuberculeuse de la base.

de la base a été diminuée par quelque affection précédente, par exemple par une poussée de pleurésie suivie de collapsus localisé. Mais en général il y a de fortes présomptions pour une lésion qui n'a rien de tuberculeux.

En décrivant les exceptions à la règle du dispositif des lésions, j'ai classé les variétés de types de Phthisie chronique que l'on peut rencontrer à la base des poumons.

MODE D'EXTENSION AU LOBE SUPÉRIEUR OPPOSÉ A LA LÉSION DU DÉBUT. — L'infiltration tuberculeuse dans le lobe supérieur du poumon le dernier lésé se produit souvent à une période précoce du mal, *mais n'attend pas toujours que l'affection ait attaqué le lobe inférieur du poumon le premier pris.*

On peut trouver souvent des lésions suivant l'un ou l'autre des sièges fréquents qu'indiquent les figures 3 et 4, lésions qui ont par conséquent un siège symétrique, mais qui sont le résultat d'étapes distinctes de la maladie pour les deux poumons pris séparément.

admet trois états morbides pouvant engendrer cette lésion, et classé au second rang, les œdè-mes, les engorgements chroniques.

Il existe cependant, comme lésion de l'infection secondaire du lobe supérieur opposé au lobe envahi le premier, un troisième siège représenté au schéma ci-joint. Ce foyer est tout près du sillon interlobaire à égale distance environ de ses extrémités supérieure et inférieure et correspond par rapport à la cage thoracique à la portion supérieure de l'aisselle.

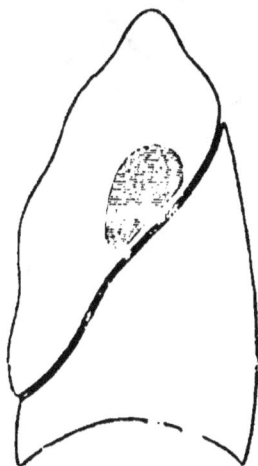

FIG. 9. — Montrant le siège accidentel de la lésion dans le poumon opposé à celui où s'est fait le début de la tuberculose.

De petites zones d'extension, d'infiltration se forment là et se fusionnent, mais se fondent rarement en une cavité de dimension importante. Une fois établie cette lésion tend à s'étendre en haut et en bas, et on la trouve souvent occupant une grande portion du poumon alors que le sommet est tout à fait sain. L'infiltration de cette zone, lorsqu'elle existe, vient généralement après celle du lobe inférieur du poumon le premier lésé. Il découle de ce fait que, indépendamment du sommet, la portion supérieure de l'aisselle doit être soigneusement explorée, avant que l'on puisse dire du poumon gauche s'il est sain dans un cas de phthisie apparemment localisée à droite.

EXTENSION AU LOBE INFÉRIEUR. — La distribution des lésions dans le lobe inférieur du poumon affecté le second est d'ordinaire semblable à celle du poumon voisin et ne présente aucune particularité. La première infiltration est placée en dessous du bord postérieur pour s'étendre ensuite le long du sillon interlobaire et enfin l'infiltration descend plus bas pour gagner la base ; mais il est rare que le bord inférieur soit atteint avant que la mort ne survienne.

LÉSION CROISÉE DU LOBE INFÉRIEUR. — J'ai rencontré à l'autopsie un nombre considérable d'exemples, et n'ai pu rencontrer au lit du malade qu'un très petit nombre de ces mêmes exemples que j'appelle *lésion croisée du lobe inférieur*.

Le mode habituel de propagation des lésions tuberculeuses

au lobe inférieur se fait comme je l'ai établi plus haut ; du sommet gauche par exemple au lobe inférieur gauche.

Mais il arrive parfois que le lobe inférieur du poumon affecté en premier lieu échappe à l'infiltration et que la mala-

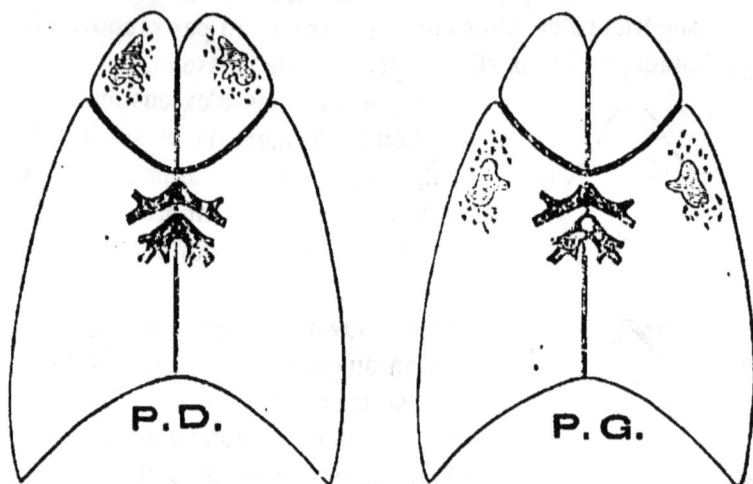

Fig. 10 et 11. — Lésion croisée du sommet droit et du lobe inférieur gauche.

Les poumons sont incisés de haut en bas et entr'ouverts.

die va se porter au lobe inférieur opposé. Dans un tel cas, le siège d'une infiltration secondaire prend place d'ordinaire vers le sommet postérieur.

C'est pourquoi, dans tous les cas de phthisie du sommet, il est nécessaire d'examiner aussi bien l'un que l'autre les deux lobes inférieurs avant de s'arrêter à un diagnostic de phthisie confinée au sommet.

Dispositions exceptionnelles des lésions. — Comme j'ai déjà eu occasion de le dire, la trajectoire d'évolution de la maladie, telle que nous venons de la déterminer, bien que répondant à la majorité des cas, est sujette à certaines anomalies. En parlant d'une façon générale, cette disposition des lésions se rencontre dans sa forme la plus typique lorsque le progrès du mal est lent, mais elle est moins nette dans son aspect lorsqu'il s'agit de cas où il s'est produit des symptômes aigus avec propagation rapide d'un lobe à l'autre, ou bien encore d'un poumon à l'autre. Le temps est nécessaire pour une localisation définitive de la maladie et pour son évolution telle que nous venons de la décrire ; toutefois il y a rarement perversion dans l'ordre normal.

La maladie s'étend dans chaque lobe de haut en bas, mais marche difficilement de bas en haut. Pourtant dans le lobe inférieur son progrès peut être assez rapide, pour qu'il soit impossible de constater le cantonnement de l'affection pendant un certain temps au sommet postérieur ou encore sa propagation le long du sillon interlobaire, phénomène si bien marqué dans l'anatomie pathologique des cas qui ont une marche subaiguë ou chronique.

LOBE SUPÉRIEUR. — J'ai rencontré récemment l'exemple d'une lésion qui avait évolué jusqu'à la période caverneuse et qui semblait placée à peu près à égale distance des deux foyers des lésions primitives indiquées aux figures 3 et 4. Dans ce cas la région postérieure du lobe supérieur et le sommet du lobe inférieur étaient apparemment sains. Il y avait absence complète de signes physiques dans la fosse sus-épineuse et aussi au point que nous avons déterminé en regard de la cinquième épine dorsale. Il est possible que plus tard l'observation démontre une tendance de la maladie à suivre une marche différente quand la lésion du début occupe un tel siége.

Quand les foyers ordinaires d'infiltration dans les lobes supérieurs et inférieurs sont déjà occupés par des lésions qui s'y sont arrêtées dans leur marche et que survient une deuxième infection tuberculeuse du poumon à une période un peu plus éloignée et parfois très éloignée, la poussée la plus récente dans le lobe supérieur occupe d'ordinaire un point au voisinage du sillon interlobaire, tandis que celle du lobe inférieur va se placer le long du bord postérieur et gagner quelquefois jusqu'à la base. Cette observation est d'une importance telle, qu'elle aide dans quelques cas à expliquer l'occurrence d'une maladie de la base et qu'elle sera rappelée à nouveau dans la description des lésions des lobes inférieurs qui occupent un siège anormal.

LOBE INFÉRIEUR. — Le schéma ci-joint (figure 13) représente une lésion anormale qui s'est présentée plusieurs fois à mon observation. Une caverne secondaire presque égale en dimen-

sion à celle du sommet postérieur peut se trouver dans le lobe
inférieur à égale distance environ du sommet postérieur lui-
même et de la base et près du bord postérieur. Le tissu qui
sépare ces deux cavernes reste presque complètement sain et la
base est tout à fait indemne.

Je n'ai pas rencontré néanmoins de cas dans lesquels ait
existé cette caverne secondaire, sans que le foyer ordinaire de
la lésion dans le lobe inférieur ait été lui aussi entamé par l'infiltration.

LÉSION DE LA BASE. — Nous avons déjà noté la tendance relative des bases des poumons à rester saines dans le cours de la
tuberculose pulmonaire. C'est pourquoi, lorsqu'on rencontre

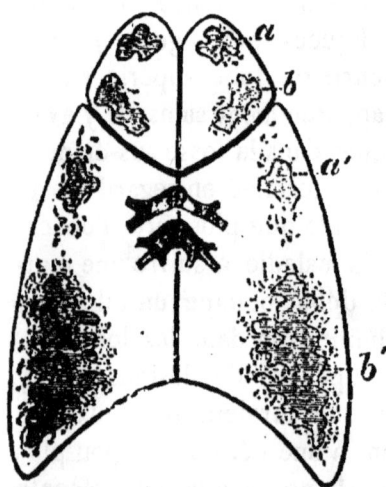

FIG. 12. — Schéma du siège des
lésions après une poussée tuberculeuse secondaire dans un
poumon qui est le siège d'une
phthisie en stade d'arrêt; a, a':
lésions en stade d'arrêt; b, b',
lésions récentes.

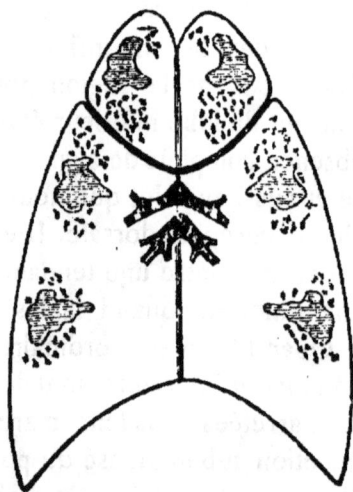

FIG. 13. — Schéma de la disposition anormale des lésions dans
le lobe inférieur.

une lésion à ce niveau, on doit faire un examen plus minutieux,
portant à la fois sur les antécédents du malade et sur les signes
physiques que l'on constate avant de conclure à une tuberculose de la base.

Les variétés les plus fréquentes de maladies chroniques affec-
tant la base des poumons peuvent se classer ainsi :

a. — *Lésion non tuberculeuse de la base.* — 1° Collapsus du lobe inférieur provoqué par un épanchement pleural suivi d'une résorption du liquide et entraînant ainsi en dedans la portion inférieure de la cage thoracique du côté affecté.

2° Collapsus provenant de la même cause, mais suivi de cirrhose du poumon et de bronchectasie.

3° Empyème s'ouvrant dans le poumon.

4° Abcès hépatique ou kyste hydatique du foie en communication avec le poumon.

5° Collapsus du lobe inférieur provenant de la compression sur les grosses bronches que font des tumeurs ou des glandes des médiastins hypertrophiées et infiltrées, lequel collapsus est suivi de bronchectasie.

6° Gangrène diffuse du lobe inférieur provenant de la communication des bronches avec l'œsophage, soit directe, soit à travers une portion de parenchyme ramolli.

7° Pneumonie chronique et bronchectasie succèdant à la contusion d'un corps étranger sur l'une des bronches du lobe inférieur.

8° Pneumonie en résolution incomplète et à forme chronique du lobe inférieur.

9° Bronchectasie secondaire se développant à la suite d'une pneumonie catarrhale avec collapsus. Cette lésion se rencontre rarement ailleurs que chez les enfants.

b. — *Affection non tuberculeuse de la base compliquée d'une tuberculose intercurrente.*

On rencontre quelquefois des sujets présentant des lésions de la base, chez lesquels la maladie, non tuberculeuse au début, a subi, à une période plus ou moins avancée, la greffe d'un processus tuberculeux.

Dans ces cas le lobe inférieur est pris soit directement, soit, ce qui est peut-être plus commun, seulement après le sommet du poumon correspondant. Cette complication survient probablement dans les cas où la bronchectasie a été le point de départ de la lésion primitive, mais aussi elle peut se rencontrer dans des cas de pneumonie chronique ou des autres variétés de lésions non tuberculeuses de la base énumérés plus haut.

c. — *Phthisie de la base.*

1° Phthisie avec signes physiques marqués surtout à la base, mais coexistant avec des lésions plus anciennes du sommet.

2° Phthisie avec des lésions enrayées au sommet ainsi qu'au sommet postérieur du lobe inférieur, mais présentant une éclosion de foyers récente à la fois dans le lobe supérieur ainsi qu'à la base du lobe inférieur (figure 12).

3° Phthisie de la base au début.

Les cas représentant plusieurs des états pathologiques ici classés, ont été décrits par mon collègue le Dr PERCY-KIDD dans une publication intitulée *Phthisie tuberculeuse de la base*, dont j'ai extrait quelques-unes des dénominations de chapitre auxquelles j'ai eu recours ici.

La simple énumération des variétés nombreuses d'affections capables de porter atteinte aux bases des poumons suffit à démontrer combien sont nécessaires les précautions avant d'arriver à un diagnostic de tuberculose au début.

Le Dr KIDD raconte qu'il n'a rencontré que deux exemples seulement de tuberculose de la base au début, sur 412 autopsies consécutives de phthisiques. Il est d'avis qu'un nombre plus grand d'examens *post mortem* réduirait probablement cette proportion de cas de phthisies de la base, par rapport aux phthisies du sommet à 1 pour 500.

Je n'ai pas rencontré un seul cas de phthisie de la base à la salle d'autopsie de *Midlesex Hospital* durant ces six dernières années et, ainsi que le Dr KIDD avec juste raison insiste à le dire, rien n'éclaire aussi bien que l'anatomie pathologique à ce sujet, car ce n'est qu'à la suite d'une expérience prolongée dans la pratique des autopsies qu'on arrive à une notion exacte des erreurs qui peuvent résulter d'un diagnostic appuyé sur des signes physiques seulement.

Quand le lobe inférieur se révèle à l'autopsie pour avoir été le siège d'une infection tuberculeuse primitive, j'estime qu'on pourra d'ordinaire s'apercevoir que sa puissance de résistance et son activité personnelle ont été diminuées par une affection antérieure, soit du poumon, soit de la plèvre et je remarque que, dans les deux cas rapportés par le Dr Kidd, il existait déjà des adhérences pleurales solides à la base.

Conclusions. — Plus mon expérience augmente, plus je suis convaincu de la théorie implicitement contenue dans l'expression que j'ai souvent employée déjà, *la trajectoire de la phthisie,* et aussi de ce fait que dans presque tous les cas où il y a des lésions occupant un siège anormal, il est possible par une investigation minutieuse et un examen complet de déterminer le point de départ de la déviation du cours normal des lésions.

Je crois que dans les cas qui se présentent à nous avec la disposition la plus typique de la maladie, celle-ci s'étend surtout par l'absorption respiratoire du virus d'un point à un autre en passant par le milieu des bronches.

Lorsque cependant les vaisseaux sanguins ou lymphatiques servent de conduits principaux de disséminations virulentes, comme cela se passe dans la tuberculose à forme aiguë, et comme cela se passe probablement encore dans la forme la plus aiguë de la phthisie, il est difficile de reconnaître, soit pendant la vie, soit à l'autopsie si la trajectoire de propagation de la maladie a été exactement celle que nous venons de décrire.

Ceci pourtant ne diminue pas la valeur des conseils contenus dans ces pages, l'orsqu'on en tient compte scrupuleusement, car le simple fait qu'on n'a pu reconnaître aucune marche définie à la trajectoire des lésions, est souvent par lui-même de la plus grande importance pour le pronostic de tel ou tel cas, puisqu'il pourra faire prévoir que la maladie va suivre une marche rapide. Un des dangers les plus considérables auxquels sont exposés les sujets atteints de phthisie à marche chronique, ou de phthisie enrayée dans son évolution est de rester exposés à chaque instant à une explosion de tuberculose aiguë (15).

Dans un cas de ce genre, on reconnaît à l'autopsie que tandis que les lésions anciennes ont suivi la marche telle que je l'ai décrite, le reste des portions du poumon qu'on aurait pu s'at-

15. On voit que M. FOWLER est encore sous l'impression de la fameuse phrase de DE NIEMEYER « Le plus grand danger qui menace la plupart des phthisiques est de devenir tuberculeux ». Mais c'est plutôt la lettre même que le sens fondamental de cette proposition qui a dicté à M. FOWLER cette réflexion car partout ailleurs l'auteur a fait voir que le dualisme de DE NIEMEYER était pour lui lettre morte.

tendre à trouver saines, a été brusquement infiltré de granulations miliaires sans arrangement particulier et sans ordre défini.

La notion de ce fait sur lequel j'ai insisté à savoir qu'il existe un mode normal d'extension des lésions pour la phthisie et dans le parenchyme des poumons, m'a semblé depuis que je l'ai appréciée dans toute son importance, du plus grand appui pour le diagnostic d'une lésion tuberculeuse. Cette notion me paraît être d'un grand secours également, lorsqu'il s'agit d'établir un pronostic digne de confiance puisqu'il est évident que tout en tenant compte de cette dernière donnée cela n'empêchera pas de prendre en considération beaucoup d'autres éléments connexes.

Pour l'interprétation des signes physiques, le fait que leur siège exact a une grande importance, a toujours été admis avec respect lorsqu'il s'agit des lésions du sommet. Mon but a été d'étendre cette doctrine à tous les signes de la maladie quel que soit le point des poumons où on les a rencontrés.

Imp. des Écoles, H. JOUVE, 23, rue Racine, Paris.

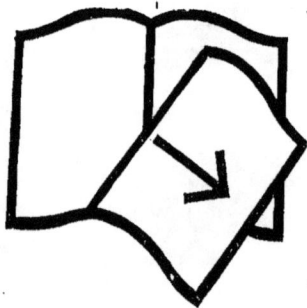

Documents manquants (pages, cahiers...)
NF Z 43-120-13